DE L'EMPLOI

DE LA

MÉTHODE HÉMOSPASIQUE

DANS LE TRAITEMENT DU CHOLÉRA ÉPIDÉMIQUE,

Mémoire lu à l'Académie des Sciences le lundi 6 août 1849,

Par T. JUNOD,

Docteur en médecine de la Faculté de Paris, spécialement attaché aux hôpitaux du département de la Seine, lauréat de l'Institut de France (Académie des Sciences), membre de plusieurs sociétés savantes.

(Extrait de la *Revue médicale*.)

PARIS.

Chez l'Auteur, rue Basse-du-Rempart, 50,

Et chez J.-B. BAILLIÈRE, 17, rue de l'École-de-Médecine.

1849

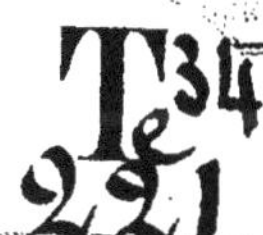

DE L'EMPLOI

DE LA

MÉTHODE HÉMOSPASIQUE

DANS LE TRAITEMENT DU CHOLÉRA ÉPIDÉMIQUE,

Mémoire lu à l'Académie des Sciences le lundi 6 août 1849,

Par T. JUNOD,

Docteur en médecine de la Faculté de Paris, spécialement attaché aux hôpitaux du département de la Seine, lauréat de l'Institut de France (Académie des Sciences), membre de plusieurs sociétés savantes.

(Extrait de la *Revue médicale*.)

PARIS.

Chez l'Auteur, rue Basse-du-Rempart, 50,
Et chez J.-B. BAILLIÈRE, 17, rue de l'École-de-Médecine.

1849

DE L'EMPLOI

DE LA

MÉTHODE HÉMOSPASIQUE [1]

Dans le traitement du Choléra épidémique.

————o————

Dans les précédents mémoires que nous avons eu l'honneur de lire à l'Académie des sciences, nous avons eu en premier lieu pour objet de signaler les inconvénients des saignées générales et locales trop répétées, en second lieu, de démontrer que l'application de la méthode hémospasique réalise le plus ordinairement tous les avantages des émissions sanguines sans épuiser les forces, et enfin qu'elle peut souvent être substituée à l'emploi de médicaments énergiques.

Comme on le voit, au point de vue où nous nous étions placé, nous devions nous borner à des considérations générales. Insister sur les cas spéciaux où l'emploi de notre ventouse avait réussi, c'eût été sortir de notre cadre. Aussi n'avons-nous fait que les indiquer sommairement.

C'est à ce titre que nous avons rappelé les bons effets

---

(1) De αἱμά, sang, et σπάω, j'attire.

obtenus dès 1832, lors de la première apparition du choléra, dans toutes les circonstances où il s'est agi de modérer la réaction ou de combattre les congestions locales.

Le retour de l'épidémie est venu donner à ces résultats la consécration d'une nouvelle expérimentation, c'est ce que nous nous proposons d'exposer aujourd'hui.

Dans le choléra plus que dans un grand nombre d'autres affections, l'effet de l'agent hémospasique devrait être recherché, surtout au moment de la réaction. Alors, le malade, affaibli par les graves atteintes de la période algide, présente néanmoins des phénomènes de congestion cérébrale, quelquefois même d'accidents typhoïdes.

Recourir aux saignées générales ou locales, n'est-ce pas achever d'épuiser le malade, dont l'agent septique a déjà profondément altéré la constitution; or, quand l'on peut obtenir les mêmes résultats sans affaiblir, cela n'est-il pas préférable?

Les observations qui font partie de ce travail, quoique peu nombreuses, nous font voir sous ce rapport quels avantages l'on peut retirer de notre procédé, qui tout en ménageant les forces permet d'agir avec la plus grande énergie et une parfaite innocuité.

Aujourd'hui les applications hémospasiques ont été multipliées en grand nombre dans les hôpitaux civils et militaires, et plusieurs de nos confrères, qui en ont été témoins, nous ont exprimé le regret de n'y avoir pas eu recours dès le début de l'épidémie. Ils ont reconnu que de tous les moyens, c'est celui qui peut être le plus fréquemment utilisé dans le traitement du choléra, et que son emploi peut encore avoir lieu quand aucune autre médication ne peut plus être tentée.

Mais avant de présenter à l'Académie quelques-unes des observations que nous avons été à même de recueillir, qu'il nous soit permis de faire ressortir les fréquent abus des médications les plus généralement employées.

Entre les différentes phases du choléra, il y a une certaine connexion; souvent l'insuffisance ou l'excès de la réaction ne sont que l'effet des remèdes employés dans la période algide avec trop peu de réserve. C'est ce dont il est facile de se convaincre et ce qu'il importe surtout d'étudier.

Nous ne nous arrêterons pas à la série des préparations empiriques, si connues en Orient, et dont l'expérience des médecins a déjà fait justice pendant le cours de la dernière épidémie :

L'élixir de Voronèje dont le naphte est la base, l'hydriodate de potasse, l'alcoolature de poivre de Cayenne, etc.

Les médicaments qui ont été préconisés dans ces derniers temps, comme les plus propres à remplir les indications de la thérapeutique générale, sont, pour l'usage interne : l'opium, l'ipécacuanha, le calomel, les purgatifs salins, les antispasmodiques, les toniques, les stimulants diffusibles, le quinquina.

« On a vu, dit M. Tardieu, des cholériques prendre « jusqu'à vingt grammes de laudanum (en Orient). « Jamais dans notre pays on ne conseillerait un tel « abus (1). »

Quoi qu'il en soit, cet auteur pense que l'opium, pour être efficace, doit être administré à hautes doses; le laudanum 80 gouttes en une seule fois ou par fractions, à

---

(1) Du Choléra épidémique, p. 169. Paris, 1849.

de très-courts intervalles; l'extrait thébaïque à une dose équivalente et de la même manière.

Mais, en ceci, tient-on suffisamment compte de l'état si profondément anormal du malade dans la période algide?

L'estomac fonctionne mal ou ne fonctionne point; l'absorption est incomplète ou nulle. Or, au moment où la réaction commence, où, l'assimilation se rétablit, les doses d'opium, dès longtemps accumulées une à une dans le tube digestif, agissant toutes à la fois, produisent une véritable intoxication, et même, comme le dit M. Cayol, « de véritables congestions actives, soit au cerveau soit « dans les organes respiratoires. »

Aussi, un expérimentateur distingué, M. Burguières, ancien médecin sanitaire de France en Orient, fait-il cette remarque : « Parmi les différents modes d'admi- « nistration des préparations opiacées, celui qui a le mieux « réussi a consisté dans l'emploi de l'extrait gommeux « d'opium en pilules.... L'opium agissait plus favorable- « ment lorsqu'il était dissous par les liquides de l'estomac « et absorbé peu à peu (1). »

Puis, M. Burguières ajoute : « La congestion céré- « brale qui était, je dois le dire, un accident *assez fréquent* « résultant de ce mode de traitement, était combattue « par les émissions sanguines (2) et par les infusions « de café. »

---

(1) Burguières, Études sur le choléra observé à Smyrne, p. 82. Paris, 1849.

(2) Lorsque la veine est ouverte sans résultat, il suffit de placer le bras dans un de nos appareils de cristal pour faciliter à l'instant la saignée.

Nous reviendrons plus tard sur cet emploi des émissions sanguines, soit au début soit dans le cours de la maladie. Il nous suffit, pour le moment, d'avoir attiré l'attention sur les effets incertains ou fâcheux d'une telle administration de l'opium.

Il y a plus : cette médication peu mesurée entraîne fréquemment les conséquences les plus funestes. Car, s'il est très-rare de voir succéder à la période algide une réaction modérée, régulière, combien plus souvent celle-ci ne se rencontre-t-elle pas insuffisante ou trop énergique?

Et alors, on a affaire à un retour de phénomènes algides, à une asphyxie lente, ou bien à des congestions, à des phlegmasies locales, quelquefois à des pneumonies latentes.

Qui pourrait nier dans toutes ces circonstances l'action nuisible de l'opium? Qui pourrait la nier surtout dans les cas si bien décrits par M. Rayer, sous le nom d'*état cérébral cholérique* ; état si redoutable, et néanmoins si souvent observé dans la période de réaction, durant cette dernière épidémie ?

Il est inutile d'insister davantage sur ce point.

Un grand nombre de praticiens distingués de la capitale avaient fondé leurs espérances sur l'administration de l'ipécacuanha qu'ils regardaient comme éminemment propre à modifier la nature des évacuations cholériques, à rétablir la sécrétion biliaire, et à opérer rapidement une réaction douce et modérée. L'expérience n'a pas répondu à une si flatteuse attente.

Ce que nous disons de l'ipécacuanha s'applique, sans restriction aucune, à la poudre de Dower et au calomel.

Pour ce qui est des toniques, des stimulants diffusibles et des antispasmodiques, le thé, la menthe poivrée, la camomille, le punch, l'acétate et le carbonate d'ammoniaque, l'éther, le camphre, l'huile de cajeput, etc., on sait que, comme les narcotiques, ils peuvent, dans un temps plus ou moins long, entraîner des congestions sanguines actives.

A côté de ces médicaments, on peut ranger l'eau, que l'on a l'habitude de recommander en boisson ou très-chaude ou très-froide.

Très-chaude, elle nous paraît devoir provoquer au moment de l'injection une irritation momentanée toujours regrettable.

Très-froide ou à l'état de glace, elle est généralement préférée par les malades ; mais son emploi est assez souvent suivi chez les cholériques d'une réaction inflammatoire.

L'action du quinquina ne diffère de celle des autres toniques et des stimulants que par une plus grande énergie. Nous ne rappellerons pas les redoutables accidents qu'il peut produire et dont on n'a malheureusement que trop d'exemples.

Aussi M. Tardieu le range-t-il, ainsi que le charbon, les alcalins, les frictions mercurielles, la transfusion du sang, l'injection de l'eau dans les veines, «au nombre des « moyens très-divers indiqués avec plus de chaleur que « de raison contre le choléra épidémique (1). »

La paralysie du cœur, qui peut suivre l'emploi du chloroforme, le peu d'expériences faites sur l'administration du guano et du haschisch nous dispensent de nous étendre sur ces divers médicaments.

____

(1) Tardieu, op. cit., p. 173.

Il nous reste à examiner les évacuations sanguines et les moyens externes.

D'après M. Burguières, « on a retiré en général peu « d'avantages des émissions sanguines au début, bien que « les médecins de Constantinople et de Trébisonde en « aient recommandé l'emploi dans cette période. »

M. Cayol, qui recommande particulièrement les saignées pour le traitement du choléra, « les regarde éga « lement comme capables de déterminer des congestions « cérébrales passives, auxquelles il est très-difficile de « porter remède. »

Que penser dès lors de leur valeur au moment où le malade, épuisé par de nombreuses évacuations, émacié, prostré, quelquefois plongé dans l'adynamie typhoïde, se trouve en outre affecté d'une de ces congestions cérébrales signalées par M. Burguières, produite, entretenue, activée par l'action de l'opium? Et si l'on se reporte aux lenteurs de la convalescence, à la facilité des rechutes, au cortége des affections consécutives, comment ne pas comprendre tous les périls d'une pareille médication? De quelle prudence, de quelle sagacité, de quel courage ne faut-il pas être doué pour la diriger (1)?

Quant aux moyens externes, ils n'exigent ni moins de tact, ni moins de circonspection. On peut les ranger en trois classes : les moyens de caléfaction, les affusions froides et les révulsifs.

Les moyens de caléfaction sont destinés à élever arti-

---

(1) Il nous est souvent arrivé d'avoir recours avec succès à l'hémospasie pour neutraliser les effets fâcheux de l'opium ou des stimulants, donnés à trop haute dose, ainsi que pour combattre les accidents survenus à la suite d'une caléfaction trop énergique.

ficiellement la température autour du malade. Malheureusement, il peut arriver que le corps ne s'échauffe qu'à la manière d'un corps inerte. MM. Trousseau et Pigeaux ont observé des cas, dans lesquels l'élévation trop considérable de la température a paru manifestement favoriser l'asphyxie des cholériques.

Nous-même, nous avons été témoin de si déplorables accidents, malheureusement plus fréquents qu'on ne le pense.

Entre les mains de MM. Récamier, Guéneau de Mussy, Trousseau, Delpech, les affusions froides, les douches, les applications de glace, ont produit des effets remarquables ; mais quelle prudence n'exigent pas de tels moyens? Quelle régularité, quelle attention soutenue, quelles suites funestes à la moindre inadvertance! Qui ne sait par expérience combien les congestions sanguines produites par la suppression trop brusque ou momentanée de ces réfrigérants, sont difficiles à maîtriser et avec quelle rapidité elles enlèvent les malades !

Durant un voyage scientifique que nous avons fait en Allemagne, il y a quelques années, nous avons séjourné dans le bel établissement de Marienberg, afin d'y observer avec soin les effets de l'hydrothérapie, qui, dans certains cas, a produit sous nos yeux de très-bons résultats. Mais quelle ne doit pas être l'habileté du praticien qui en dirige l'emploi, dans le traitement de la maladie dont il s'agit? Avant de soumettre les malades à des moyens aussi difficiles à maîtriser, ne faut-il pas tenir compte de la constitution du sujet et d'une foule d'autres circonstances qui peuvent en contre-indiquer l'usage?

Parmi les révulsifs, nous distinguons ceux qui provoquent une révulsion permanente de ceux qui ne provoquent qu'une réaction momentanée.

Au nombre des premiers, il faut ranger le *liniment des Juifs*, de Wisnitz, qu'on emploie en frictions sur toute la surface du corps; l'emplâtre de M. Ranque, d'Orléans ; les vésicatoires de M. Martin-Solon ; les moxas à l'alcool de M. Sandras ; les frictions avec le mélange de térébenthine et d'ammoniaque de MM. Petit et Bouillaud ; les frictions d'eau sédative, d'eau-de-vie camphrée, etc.

Malheureusement, dans les cas graves, tous ces moyens, ainsi que les sinapismes et les bains sinapisés, manquent d'énergie, et ne produisent même pas la rubéfaction de la peau.

Dernièrement, nous avons eu à déplorer la perte d'une malade, que nous avions tirée du coma par l'application de notre procédé; à la suite d'un bain sinapisé, les symptômes d'asphyxie et de congestion cérébrale reprirent instantanément une telle intensité, qu'il fut impossible de les maîtriser de nouveau, même à l'aide de notre puissante dérivation.

Toutefois il serait injuste de proscrire d'une manière absolue de tels moyens qui, s'ils n'ont pas donné tout ce que l'on en espérait, n'ont pas toujours été sans effets ; et en proposant la médication hémospasique, nous avons en vue, non de la substituer à tous les autres agents curatifs, mais bien de leur venir en aide dans des conditions déterminées, et alors que les lois physiologiques en prescrivent l'application et en font entrevoir le succès.

On s'accorde généralement à reconnaître que le poison cholérique exerce son action principale sur les centres nerveux, qu'il frappe en même temps de torpeur et de congestion ; les autopsies semblent justifier cette pensée, inspirée par l'appareil symptomatique observé sur le vivant.

Voyez ce sujet qui joint à la vigueur de l'âge tous les avantages d'une santé irréprochable ; il vient d'être frappé du choléra, et sous l'empire de cette cruelle affection, le sang qui naguère circulait librement dans ses vaisseaux, ne chemine plus qu'avec lenteur, et dépouillé des principes qui en entretenaient la fluidité ; ce liquide, en s'arrêtant dans les organes les plus importants, donne au malade un sentiment d'oppression, présage ordinaire d'une mort prochaine. La saignée a pu alors en favoriser la circulation, mais c'est avec la plus grande modération qu'elle a dû être employée en raison de la profonde débilité que la maladie mprime à l'organisation. La méthode hémospasique a donc ici l'avantage sur la saignée, c'est ce que les faits nombreux que nous avons observés nous ont démontré, surtout lorsqu'il s'agit de certaines complications et affections consécutives.

Quelques-uns de ces faits suffiront pour prouver qu'il n'y a dans une pareille assertion ni témérité, ni amour-propre. Chercher à étendre l'emploi d'un agent dont nos deux précédents mémoires ont fait ressortir les avantages au point de vue de la thérapeutique générale, telle est notre seul but, surtout aujourd'hui que nous avons pris place dans le domaine des faits, et que nous avons un double point d'appui dans la consécration expérimentale et l'approbation des autorités les plus recommandables.

D'un autre côté, notre procédé commence à se faire connaître, son mode d'action est assez généralement compris. Il ne reste plus aucun doute sur la possibilité qu'il offre de produire une dérivation énergique, aussi sûre que prompte dans ses résultats, de la mesurer d'après les indications, de la maintenir aussi longtemps que l'on veut ou de la suspendre à l'instant.

Si le choléra imprime aux fluides le plus grand mouvement centripète que l'on ait jamais observé, l'appareil hémospasique est le plus puissant agent de mouvement centrifuge que l'on puisse lui opposer.

C'est ce que les observations ci-jointes sont destinées à mettre en lumière. Elles démontreront que, par notre méthode, on peut, non-seulement combattre les accidents consécutifs, mais obtenir fréquemment la résolution de la céphalalgie, des coliques, de la dyspnée, des crampes, diminuer d'autant la gravité de la période algide, en calmant les souffrances des malades, et cela sans déperdition de forces, sans spoliation du sang, sans irritation des voies digestives, sans les inconvénients graves qu'entraînent souvent d'autres médications, sans faire subir des déplacements ou les douleurs parfois violentes, produites par les révulsifs ordinaires.

Première observation.

La nommée Ténadé (Françoise), âgée de 22 ans, couturière, fut reçue le 13 juin à l'hôpital de la Charité, salle Sainte-Marthe, n° 2, service de M. Briquet.

Il y avait cinq jours qu'elle y était traitée d'une métrite, lorsqu'elle fut prise de vomissements suivis de hoquets qui se réitérèrent pendant deux jours; elle eut en même temps des crampes, du dévoiement, suppression des urines, algidité et cyanose générale : le pouls donnait 144 pulsations. La réaction, en s'établissant, amena une céphalalgie gravative et le coma.

Ces derniers accidents ayant résisté pendant deux jours, aux moyens les plus actifs dirigés contre cet état alarmant, le chef de service, voyant leur insuccès, voulut s'assurer si notre méthode dérivative et révulsive pourrait surmonter la difficulté qui se présentait.

Le 25, nous plaçâmes l'une des extrémité inférieures dans la ventouse; comme la malade était très-faible, en moins de quelques minutes, le pouls fut amené à l'état filiforme.

Dès le début de la séance, on put facilement observer les effets variés que produisait le déplacement du sang.

Au bout de 15 minutes l'expression de la vie semble renaître, les paupières abaissées se relèvent graduellement, le *sopor* est moins prononcé; la malade répond avec plus de facilité aux questions qui lui sont adressées.

La céphalalgie cède graduellement, le sens de la vue est moins obscurci, et les conjonctives paraissent moins injectées qu'elles ne l'étaient au début de la séance; un petit thermomètre, que nous avions fixé sur la tempe, indiquait une diminution de trois degrés.

Il fallut néanmoins 35 minutes de dérivation pour que la céphalalgie se dissipât complétement, ainsi que l'état comateux. Afin de mieux assurer la durée des effets que nous venions d'obtenir, l'appareil fut maintenu en activité pendant plus d'une heure.

Une nouvelle séance suffit pour amener la convalescence, et la métrite, pour laquelle la malade était entrée à l'hôpital, ne s'est pas reproduite.

Néanmoins, le 3 juillet, il y eut une nouvelle apparition de céphalalgie, de vertiges, qui fut suivie d'engourdissement aux membres supérieurs, d'insensibilité de la peau, de fourmillement, de contraction avec rigidité des doigts dans la paume des mains, et des avant-bras qui étaient tenus fixés dans la pronation.

Mais ces accidents, ainsi qu'un abcès qui se forma dans l'oreille externe, n'eurent pas assez de durée pour entraver sérieusement la marche de la guérison.

Deuxième observation.

La nommée Lecourt, âgée de 28 ans, était atteinte depuis quatre jours du choléra, lorsqu'elle fut reçue à l'Hôtel-Dieu, le 2 juillet 1842, service de M. Bally.

Depuis deux jours, les selles et les vomissements avaient complétement cessé ; le pouls large et mou donne 90 pulsations; le facies est amaigri et caractéristique; la malade, qui a de la somnolence et parfois du délire, accuse une douleur gravative qui occupe le front; la langue est fuligineuse, ainsi que les dents et les lèvres : les extrémités qui sont encore légèrement cyanosées et au-dessous de la température normale, sont le siége de vives douleurs, dès qu'on leur imprime le plus léger mouvement; gargouillement prononcé dans les fosses iliaques.

Dans le but de combattre la céphalalgie et la tendance au coma, M. Bally prescrivit l'emploi de notre ventouse.

A peine 15 minutes s'étaient-elles écoulées, que la malade nous dit que la céphalalgie avait cédé; l'expression de la face s'était en effet considérablement améliorée.

Cependant nous continuâmes l'action hémospasique pendant deux heures afin de prévenir le retour du sang, qui tend toujours à se reporter vers la région plus spécialement affectée, surtout chez les sujets atteints par l'épidémie.

Nous revînmes plusieurs fois dans la journée à ces ap-

plications. Le lendemain il y avait une amélioration nota-
ble; cependant la céphalalgie gravative, dont nous avons
parlé, s'était un peu reproduite durant la nuit, et avec
elle la tendance au coma.

Pendant les quatre jours qui suivirent, nous réitérâmes,
aussi souvent que le cas l'exigeait, la dérivation hémospasique, dont l'effet ne se démentit pas; et la malade, ne
présentant plus que les symptômes ordinaires d'une fièvre
typhoïde, ne tarda pas à entrer en convalescence. Guérison.

Troisième observation.

M. X..., septuagénaire, gravement atteint du choléra,
tomba le dixième jour dans une somnolence profonde,
qui résista à l'application des sangsues aux tempes et de
compresses réfrigérantes sur la tête, ainsi qu'aux sinapismes sur les extrémités inférieures.

Le café noir, ainsi que d'autres agents furent égale-
ment administrés à l'intérieur sans plus de résultat. Dans
une consultation qui eut lieu entre quatre de nos confrères, on ne put se dissimuler les suites funestes que faisait craindre cette grave affection.

Toutefois, il fut décidé que pour ne négliger aucun
moyen, et pour ne pas épuiser le peu de forces qui res-
taient par de nouvelles émissions sanguines, on aurait
recours à l'application de notre méthode dérivative.

A huit heures du soir, la pression atmosphérique fut
diminuée sur l'une des extrémités inférieures, de manière à réduire le volume du pouls autant que possible.

A neuf heures, nos confrères, réunis de nouveau, pu-
rent constater que l'expression de la face s'était déjà considérablement améliorée, que la respiration était devenue

de plus en plus libre, et enfin que le malade commençait à répondre avec une certaine facilité aux questions qui lui étaient adressées ; toutefois les pupilles ne se contractaient pas encore à l'approche d'une bougie.

Nous prolongeâmes la séance pendant quatre heures, afin qu'après avoir déplacé autant de sang que possible, nous pussions être en mesure de ressaisir celui qui refluait de tous les points de l'économie, pour combler le vide produit dans la circulation générale par l'hémospasie.

Le pouls qui était large et mou, et qui n'avait pas pris de fréquence pendant toute la durée de la maladie, resta le même sous l'influence de notre dérivation ; il varia toutefois dans son volume, qui fut amené et maintenu à l'état filiforme.

A onze heures du soir, la jambe avait été augmentée de $0^m,07$ en circonférence au niveau du mollet. Les points où avaient été placés antérieurement les sinapismes, étaient fortement injectés, et les téguments, au lieu d'avoir pris une teinte rouge, comme cela arrive ordinairement, paraissaient au contraire un peu cyanosés, ce que nous avons toujours observé dans les affections adynamiques et plus spécialement chez les cholériques, particularité qui nous a souvent servi comme moyen de diagnostic.

Le lendemain, à six heures du matin, le pouls ayant repris un peu de volume, il fut ramené, par une nouvelle application, à des pulsations presque imperceptibles et maintenu dans cet état jusqu'au moment où à neuf heures devait avoir lieu une nouvelle consultation.

Il fut alors constaté que le sens de la vue était rétabli. La malade reconnaissait successivement toutes les personnes qui lui étaient présentées; elle n'accusait aucune douleur, et enfin sa respiration était devenue libre; l'expectoration se faisait avec facilité. Une transpiration générale de bonne nature avait suivi chaque application hémospasique.

Dans le but de faciliter notre dérivation qui venait d'amener un résultat si prompt et si inespéré, nos confrères prescrivirent un bain avec deux livres de moutarde. Dès la sortie du bain, le sang se reporta à la tête avec violence, la face se contracta et devint très-animée, la respiration stertoreuse et le front brûlant; le pouls qui était demeuré sans fréquence pendant toute la durée de la maladie, même pendant nos applications hémospasiques, venait d'augmenter de 30 pulsations par minute. La malade ne répondait plus aux questions qui lui étaient adressées, et était retombée dans le coma le plus profond.

Nous nous hâtâmes de revenir à l'hémospasie; une fois encore nous parvînmes à arracher la malade à son sommeil léthargique; mais devenue trop faible, l'expectoration ne put se rétablir; il y eut en quelque sorte asphyxie, et la mort ne tarda pas à arriver.

Les domestiques, voyant que l'on était revenu à des moyens de caléfaction, pensèrent devoir de leur côté remplir d'eau bouillante plusieurs cruches qui étaient restées dans le lit, depuis la période algide, et cette circonstance, à la sortie du bain, a dû contribuer à ramener les accidents cérébraux, d'autant plus que ce lit était recouvert d'un édredon et de plusieurs couvertures.

Quatrième observation.

La nommée Henry, âgée de 37 ans, éprouvait depuis

quelques jours de fréquentes céphalalgies, lorsque, dans la nuit du 27 juin, elle eut des crampes et plusieurs selles.

Vers les neuf heures, se trouvant un peu plus calme, elle voulut se lever pour reprendre ses occupations; mais, presque aussitôt, elle fut saisie de vertiges, et s'affaissa sur elle-même; tout son corps se refroidit instantanément, avec cyanose des extrémités; des vomissements caractéristiques survinrent, ainsi que des crampes atroces, qui lui arrachaient des cris, et la mettaient dans un état de jactation extraordinaire, qu'on aurait pu comparer à celle qui caractérise certaines attaques épileptiformes.

Les crampes avaient généralement lieu aux extrémités inférieures; lorsqu'elles se portaient au-devant du thorax, on voyait les fibres musculaires, contractées en nodosités, soulever les téguments, au point de donner naissance à de petites pyramides, qui pouvaient avoir $0^m,05$ de base sur $0^m,02$ de hauteur.

Ces crampes, qui changeaient à chaque instant de place, n'avaient jamais lieu sur deux points à la fois.

La céphalalgie était violente; la malade avait de l'oppression et comme une barre, disait-elle, qui lui serrait fortement la poitrine, où, par moments, elle ressentait de vives douleurs.

Notre honorable confrère, M. le docteur Laolef, ayant constaté l'impossibilité de lui faire prendre des médicaments qu'elle rejetait aussitôt, et ne voulant pas perdre un temps précieux en essais incertains, ni épuiser les forces par des émissions sanguines, reconnut qu'il ne restait, en fait de moyen actif, que l'emploi de notre dérivation.

L'appareil fut appliqué sur l'une des extrémités inférieures. Nous plaçâmes en même temps sur l'une des tempes un petit thermomètre, auquel nous avons donné une forme particulière, et qui est maintenu à l'aide d'un cordon élastique.

Dans les cas urgents, et lorsque la malade éprouve de vives souffrances, notre manière d'opérer diffère essentiellement.

Ainsi, pour le cas dont il s'agit, le vide fut amené à un quart d'atmosphère, dès le début de la séance, tandis qu'ordinairement nous n'arrivons à ce degré que peu à peu, et pendant la première moitié de cette même séance. En procédant ainsi, surtout chez les malades affaiblis, l'effet de notre dérivation ne se fait pas attendre, et cela offre l'avantage inappréciable que dans l'espace d'une demi-heure, lorsqu'il y a urgence, on peut obtenir un déplacement de sang équivalant à plusieurs saignées copieuses, et se mettre ainsi en position d'observer à l'instant la rapidité des résultats, soit pour calmer la douleur et préparer des crises salutaires, soit pour hâter la solution heureuse de la maladie.

Aussi, dès le moment où le vide fut opéré sur la jambe de notre malade, il y eut plus de calme; la céphalalgie, la dyspnée cédèrent graduellement, ainsi que les douleurs dans la poitrine et les crampes. Le thermomètre, d'un autre côté, traduisait à l'œil l'abaissement qui s'effectuait dans la température de la région temporale.

Au bout de vingt-cinq minutes, la malade qui avait pu suivre graduellement les progrès d'une amélioration si rapide, nous dit : « Oh ! que vous avez là un bon remède ! »

Néanmoins, bien qu'elle nous assurât ne plus éprouver

aucune douleur, nous maintînmes le pouls à l'état filiforme pendant une heure et demie.

Le lendemain, quoique la nuit eût été calme, la malade avait des hémoptysies réitérées. Ces hémoptysies paraissaient coïncider avec un point douloureux vers le poumon droit, qui, la veille, avait été si violemment affecté.

Nous dûmes avoir recours de nouveau au déplacement du sang. Le point de côté céda à l'instant, l'hémoptysie disparut. Depuis lors, la guérison s'est opérée sans nouveaux accidents, bien que la convalescence ait été longue.

Cinquième observation.

Me trouvant de service le 12 juin, au poste médical fondé, par le maire de mon arrondissement, rue de l'Union, je fus appelé près de la nommée Constance, âgée de 62 ans, couturière, qui venait d'être prise de vertige au moment où elle sortait de l'église Saint-Philippe-du-Roule ; mais bientôt elle fut remise et put regagner son domicile à pied. Le lendemain, après avoir eu plusieurs selles liquides pendant la nuit et quelques coliques, il survint des vomissements caractéristiques. D'abord furent rejetés les aliments qu'elle avait pris le matin ; puis les déjections devinrent liquides et blanchâtres.

Le pouls, presque imperceptible, donnait 90 pulsations ; l'eau de Seltz prise en boisson était rejetée tout aussitôt, et il en eût été de même de tous les médicaments donnés à l'intérieur. La voix s'affaiblissait, la langue était froide, ainsi que les extrémités, qui prenaient graduellement une couleur cyanosée.

Bientôt la malade parut dans un état voisin de l'asphyxie par suite de la difficulté qu'elle éprouvait pour respirer, un point douloureux qu'elle ressentait dans la région lombaire la faisait vivement souffrir ; elle nous dit : « Retirez-moi cette douleur qui me tue. »

Dans le but de la calmer, nous opérâmes la dérivation hémospasique sur la jambe ; sous l'influence de cette médication, le pouls, déjà très-faible, devint vermiculaire, puis insensible à la radiale ; malgré cela, nous continuâmes jusqu'au moment où le calme fut rétabli. La séance dura en tout deux heures ; la jambe sur laquelle nous avions opéré avait augmenté de $0^m,06$; elle était plutôt noire que cyanosée. La transpiration, froide d'abord, devint d'une chaleur halitueuse et s'étendit à tout le corps.

Nous devons faire observer ici qu'à l'aide de l'hémospasie, qui rend en quelque sorte maître de la circulation, on peut avoir recours sans aucun danger aux moyens de caléfaction même les plus énergiques. C'est ainsi que pour la malade dont il s'agit, nous avions fait placer, dès le début de la séance, plusieurs bouteilles de grès autour de l'appareil.

Depuis lors, nous avons dû revenir trois fois à l'application de notre ventouse pour combattre la céphalalgie et modérer la réaction, qui, à deux reprises, avait donné lieu à une tendance au coma.

La convalescence et la guérison eurent lieu sans accidents remarquables (1).

---

(1) La pièce occupée par cette malade était si petite qu'elle pouvait à peine contenir son lit, aussi l'agent épidémique nous paraît d'autant plus actif que les sujets se trouvent resserrés dans des chambres à coucher plus étroites. On ne saurait, à cet égard, trop rappeler à l'administration civile les mesures

Sixième observation.

Rougemont, âgé de 31 ans, éprouvait depuis quelques jours des lassitudes qui se renouvelaient fréquemment sans cause appréciable, lorsque, le 4 juillet, il fut pris de crampes, de vertiges, de céphalalgie gravative et de vomissements caractéristiques. Nous opérâmes à l'instant une énergique dérivation hémospasique sur l'une des extrémités inférieures, où il ressentait un froid glacial. Un large cataplasme chaud fut placé sur l'abdomen, et des bouteilles de grès près de l'appareil; l'eau de Seltz fut prise en boisson, dans le but de calmer les vomissements.

Après trente-cinq minutes, la céphalalgie avait complétement cédé, et les autres symptômes diminuèrent d'intensité; le pouls était devenu filiforme par suite de notre dérivation énergique, il fut maintenu dans cet état jusqu'au moment où, après quarante-cinq minutes, le front se couvrit de sueur.

La jambe fut alors retirée de la ventouse. Elle se trouvait fortement cyanosée. La transpiration, qui avait commencé au front, ne tarda pas à devenir générale et abondante, et persista pendant près de vingt-quatre heures.

Nous dûmes revenir à l'hémospasie le lendemain, pour combattre des douleurs assez vives qui étaient survenues dans les muscles longeant la colonne vertébrale

---

adoptées en Belgique contre les maisons insalubres, dont la location est interdite par ordre de l'autorité. Il paraît que les personnes qui campent en plein air sont moins exposées à être atteintes par l'épidémie.

et pour provoquer comme la veille une transpiration générale.

Depuis lors, la guérison a eu lieu sans nouveaux accidents.

M. Duchesne Duparc, médecin de ce malade, a reconnu que cet auxiliaire puissant l'avait dispensé de recourir à l'emploi des émissions sanguines, qui se trou-
vaient surtout indiquées en raison de l'imminence des
accidents cérébraux et de l'état pléthorique du sujet.

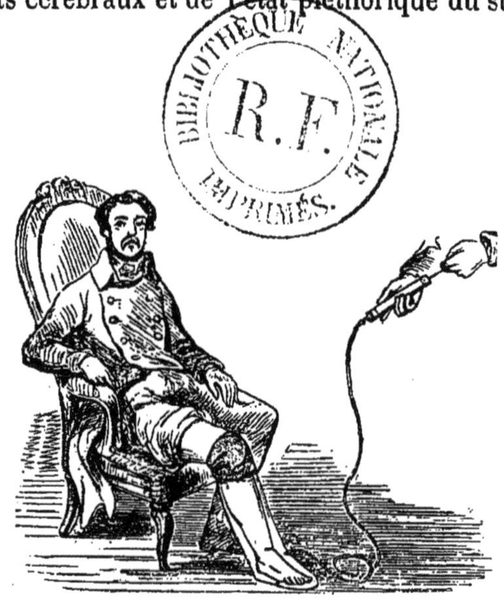

9 782019 993375